# ABCÈS FROIDS

## DES

## PAROIS THORACIQUES

PAR

CHARLES BONNAUD

DOCTEUR EN MÉDECINE DE LA FACULTÉ DE PARIS

PARIS

OLLIER-HENRY, LIBRAIRE-ÉDITEUR

11, 13, RUE DE L'ÉCOLE-DE-MÉDECINE, 11, 13

—

1892

# ABCÈS FROIDS

DES

## PAROIS THORACIQUES

# ABCÈS FROIDS

DES

## PAROIS THORACIQUES

PAR

## CHARLES BONNAUD

DOCTEUR EN MÉDECINE DE LA FACULTÉ DE PARIS

———⟡———

PARIS

OLLIER-HENRY, LIBRAIRE-ÉDITEUR

11, 13, RUE DE L'ÉCOLE-DE-MÉDECINE, 11, 13

—

1892

# ABCÈS FROIDS

## DES PAROIS THORACIQUES

---

### INTRODUCTION

Dans cette thèse nous n'avons pas voulu présenter un sujet absolument nouveau. A vrai dire, il semblait que depuis le travail de M. le professeur Duplay, l'histoire des abcès chroniques des parois thoraciques était faite et que sa classification en abcès froids du tissu cellulaire, abcès périostiques et abcès ossifluents, était définitive. Cependant, depuis longtemps déjà, surtout depuis que la chirurgie est devenue plus audacieuse, on s'est aperçu que, le plus souvent, les abcès que l'on croyait pouvoir rapporter à une périostite externe, provenaient d'une lésion osseuse, d'une carie costale ou sternale.

Aussi, nous appuyant sur l'opinion émise par M. Peyrot dans le nouveau *Traité de chirurgie*, nous n'avons d'autre but que de présenter quelques faits nouveaux.

Ces cas nous ont paru avoir, dans leur marche, leur évolution, une règle, la transmission par la voie lymphatique.

Bonnaud                                   2

C'est ce qui nous a décidé à étudier les voies lymphatiques du thorax.

En commençant cette étude, nous tenons à remercier notre excellent ami et compatriote, Ch. Souligoux, interne des hôpitaux, qui a bien voulu nous communiquer ses observations sur ce sujet.

Nous prions aussi M. le professeur Peter de vouloir bien agréer nos remerciements pour l'honneur qu'il nous a fait en acceptant la présidence de notre thèse.

# HISTORIQUE

Les abcès froids des parois thoraciques sont connus depuis longtemps.

Ménière (*Archives générales de médecine*, 1829) publiait un travail sur les abcès chroniques qui se développent sur le trajet des côtes et les attribuait à la carie et à la nécrose des os de la région. Cette théorie qui régna pendant longtemps fut combattue par Leplat en 1865. Cet auteur, professeur agrégé au Val de Grâce, montra par des observations probantes que ces abcès étaient souvent dûs à une lésion pleurale antérieure; mais il eut le tort de trop généraliser et de vouloir ériger sa proposition en règle formelle.

Choné (1866) montra le rôle important que joue le périoste dans le développement de ces abcès. Il localisa la lésion sur les couches superficielles du périoste et, plus tard, pour affirmer ses idées, il désigna ces abcès sous le nom d'abcès froids consécutifs à des périostites externes chroniques.

Ces idées développées par H. Bousquet, Charvot, furent surtout reprises et défendues en 1876 par Duplay. Voici, en quelque mots, les théories de l'éminent professeur.

« Sous le nom d'abcès périostiques, dit-il, il faut entendre une classe d'abcès en rapport direct avec la surface des côtes ou du sternum, sans pourtant que ces os présentent de lésions profondes et sans même que leur surface soit dénudée, au moins dans la première période de leur maladie. Ce qui caractérise surtout cette variété d'abcès, c'est qu'une partie de leur paroi est constamment formée par le périoste épaissi, fongueux, des côtes ou du sternum. Les lésions du périoste paraissent se limiter aux couches externes de cette membrane, qui reste adhérente aux os sous-jacents. Ceux-ci sont également sains et, sauf une vascularisation et une friabilité plus grandes, leur tissu n'offre aucune altération profonde. Cependant, dans une période avancée de la maladie, les lésions du périoste peuvent gagner en profondeur et atteindre l'os sous-jacent; mais même dans ce cas, l'altération osseuse se présente encore avec les caractères d'une lésion consécutive.

Le périoste est alors ramolli, légèrement décollé ; il a disparu dans quelques points souvent très limités. L'os sousjacent est injecté, plus mou et plus friable qu'à l'état normal. Dans les points où le périoste a disparu, l'os dénudé offre à peu près les mêmes caractères; parfois il est légèrement érodé à ce niveau, mais, faits importants, on n'observe jamais les productions ostéophysiques qui accompagnent constamment l'ostéopériostite, ce qui prouve que l'inflammation n'a pas débuté par l'os ou les couches profondes du périoste.

Ces différents abcès s'accompagnent souvent de lésions pleuro-pulmonaires. »

Si nous citons ces lignes de M. le professeur Duplay, qui résument son opinion sur les abcès froids des parois thoraciques, c'est que nous voulons démontrer, en les prenant point par point, combien ces propositions sont en désaccord avec la réalité des faits.

Si, en effet, nous étudions schématiquement un os, nous voyons qu'il est constitué de trois parties : la portion osseuse proprement dite, portion résistante ; une couche de tissu conjonctif qui le recouvre et une portion médullaire composée de la couche ostéogénique ou couche profonde du périoste, qui se continue à travers les canaux de Havers avec la couche médullaire, semant çà et là des cellules, les ostéoblastes.

Or, que voit-on en général dans un os atteint de tuberculose? La périostite externe est une rareté, et encore, dans les cas cités, il est probable que les os n'avaient pas été examinés dans leur entier, qu'il existait un foyer osseux resté ignoré, parce que l'abcès tuberculeux que l'on venait d'inciser était loin de son origine primitive. Ceci est tellement frappant que dans le nouveau *Traité de chirurgie*, p. 814, nous voyons M. Poncet écrire : « Il existe bien un certain nombre de cas où la tuberculose se développe primitivement dans le périoste pour y rester cantonnée pendant quelque temps et de là s'étendre dans le tissu conjonctif ambiant, avant de pénétrer dans le corps de l'os. C'est là une forme rare de tuberculose osseuse. Il est d'ailleurs probable que les faits de ce genre deviendront de moins en moins fréquents, les débridements, les larges incisions des foyers permettent bien souvent de trouver un fin pertuis conduisant sur un os dénudé, s'enfonçant dans le tissu osseux malade, alors qu'une ou plusieurs explorations préalables avec le stylet n'avaient pas donné de résultats positifs.

Au reste, étant donné l'activité circulatoire et nutritive des couches profondes du périoste, il est aisé de comprendre la facilité relative à ce niveau de l'embolie bacillaire et l'évolution des lésions qu'elle entraîne à sa suite.

D'ailleurs, dit M. Poncet, la lésion est constituée par un foyer de fongosités tuberculeuses apparues, non pas dans les couches externes du périoste, comme le pensait Gaujot, mais dans la zône parostale, c'est-à-dire dans la zône embryonnaire du périoste que nous avons décrite, et elle se conduit dans sa marche suivant le processus classique décrit par Lannelongue dans l'abcès ossifluent. En résumé, la périostite tuberculeuse nous paraît être, le plus ordinairement, une ostéo-périostite limitée, superficielle. D'un point osseux malade partent des lésions, puis viennent les fongosités qui marquent le début de la maladie.

Ce qu'a écrit M. Poncet pour la périostite tuberculeuse en général nous semble applicable, de tous points, aux abcès périostiques de la paroi thoracique. Ce qui explique l'opinion ancienne c'est que le traitement s'appliquait surtout à l'abcès et non pas à la lésion initiale. Les ponctions répétées, suivies ou non d'injections, l'ouverture au bistouri et surtout le drainage étaient employés. La guérison dans quelques cas d'ostéo-périostite externe arrivait parfois ; la lésion tuberculeuse guérissait là comme elle guérit ailleurs, mais on n'avait pas vu la vraie lésion : la périostite externe était créée. Dans quelques cas, soit que le chirurgien fut intervenu tardivement, soit que la lésion fut plus superficielle, on arrivait de prime abord sur le foyer osseux et l'abcès périostique devenait l'abcès ossifluent. Leur marche, leur évolution était la même; seul, pour les anciens auteurs, le point de départ était différent.

Disons, pour terminer cet historique, que ces idées ont été émises dans le nouveau *Traité de chirurgie*. Quant à la nature même de la maladie, c'est à Kiener qu'on doit de la connaître : c'est en effet dans une note incluse dans le court mémoire de Charvot que cet auteur affirme l'origine tuberculeuse de cette lésion.

# ANATOMIE



Nous trouvons peu de choses dans les traités classiques de notre époque. Les lymphatiques du thorax ont été vus et dessinés par Mascagni, Cloquet, par Bourgery et Jacob, auxquels nous empruntons cette description :

Nés des parois thoraciques, ils accompagnent, au nombre de un ou deux troncs, les artères intercostales. Ils aboutissent aux ganglions mammaires et aux ganglions situés dans la gouttière costo-vertébrale.

Les ganglions mammaires, au nombre de 8 à 9 de chaque côté, ont pour branches afférentes : 1° des rameaux naissant de deux ganglions situés sur les attaches du diaphragme au septième cartilage costal; 2° des rameaux venus de la face postérieure du sternum et des espaces intercostaux. De ces ganglions mammaires partent des filets efférents qui vont, partie dans les ganglions sous-claviers, partie dans les ganglions cardiaques et trachéens.

Notre Observation X de tuberculose sternale montre bien, au point devue pathologique, ce trajet.

Les lymphatiques intercostaux, nés des parois latérales et postérieures de la poitrine, accompagnent les vaisseaux sanguins dans chaque espace intercostal. Réunis fréquemment par des rameaux de communication, ils sont interrompus dans leur trajet par de très petits ganglions situés entre les muscles intercostaux et à la face interne des côtes, comme le figurent Cloquet et Mascagni, puis ils viennent se jeter, entre les têtes des côtes, dans les chapelets ganglionnaires placés dans la gouttière costo-vertébrale. Ces ganglions forment, de chaque côté du rachis, une longue série occupant toute la hauteur du thorax; ils sont situés, en général, à la naissance des espaces intercostaux, entre les vertèbres et les articulations costo-vertébrales; d'autres sont situés sur les faces latérales des vertèbres : les uns et les autres sont réunis par de nombreux rameaux de communication. Dans toute leur hauteur, ils reçoivent des rameaux des parois pectorales et des rameaux de liaison des ganglions du médiastin postérieur.

Ils se réunissent pour se jeter, soit par un tronc unique, soit isolément dans le canal thoracique.

Krause (*Manuel d'anatomie humaine*, p. 426) distingue deux voies aux lymphatiques, une voie superficielle et une voie profonde.

« Les lymphatiques superficiels de la poitrine et de la partie supérieure de l'abdomen proviennent des régions de l'ombilic, de l'hypochondre et de l'épigastre. Ils proviennent aussi de toute la face antérieure et des faces latérales du thorax où l'on trouve quelquefois un ou deux ganglions pectoraux au niveau de la portion inférieure du muscle grand pectoral et enfin de la mamelle. Ces lymphatiques aboutissent aux ganglions axillaires superficiels et aux ganglions sous-claviculaires. »

La voie profonde est ainsi divisée :

« 1° *Ganglions sternaux*. — Ces ganglions, dont le nombre varie de 6 à 10, sont situés de chaque côté, le long de la face interne des sept premiers cartilages costaux. Ils forment, avec leurs vaisseaux afférents et efférents, le plexus lymphatique mammaire interne qui accompagne l'artère et la veine mammaires internes. Ces ganglions reçoivent des lymphatiques de la face supérieure du diaphragne, de la partie antérieure des intervalles intercostaux, des muscles du thorax, du grand droit de l'abdomen et de la mamelle. Ils communiquent avec les vaisseaux lymphatiques de la face externe du thorax et avec les plexus lymphatiques intercostaux. Leurs vaisseaux efférents se réunissent à ceux des ganglions médiastins antérieurs.

2° *Ganglions intercostaux*. — Ce sont de petits ganglions au nombre de 16 à 20 de chaque côté, qui sont situés dans a portion postérieure des espaces intercostaux, en avant des têtes costales, contre la face antérieure des vertèbres dorsales. Ces ganglions reçoivent les lymphatiques des espaces intercostaux, ceux des muscles profonds du dos et du canal vertébral, ceux des bords du diaphragme et de la plèvre. L'ensemble de ces ganglions et de ces vaisseaux lymphatiques forme les plexus lymphatiques intercostaux. Ils communiquent avec les plexus lymphatiques mammaires internes et avec les ganglions médiastins postérieurs. Leurs vaisseaux efférents se réunissent pour former des troncs dont la plupart se jettent dans le canal thoracique ; à droite, cependant, le plus grand nombre vont aboutir au tronc lymphatique broncho-médiastin ».

Ajoutons que M. Rieffel, prosecteur à la Faculté, dans sa thèse de médaille d'or a étudié les lymphatiques mammaires et a montré qu'ils allaient se jeter en partie dans les ganglions axillaires, en partie dans les ganglions situés sous le sternum (ganglions mammaires) en accompagnant les branches perforantes de l'artère mammaire interne.

# SYMPTOMES ET ANATOMIE PATHOLOGIQUE

## 1° *Abcès froids du tissu cellulaire.*

Ces abcès ne présentent guère de signes différents de
ceux que l'on observe dans les autres régions. Au début ils
forment des nodules plus ou moins réguliers, mobiles sous
le doigt et d'une résistance assez grande. La douleur qu'é-
prouve le malade est peu vive, quelquefois même nulle.
Souvent même c'est à l'occasion d'un coup ou d'une contu-
sion légère qu'il constate la présence de sa tumeur.

Cette période dure plusieurs semaines ou même plusieurs
mois, mais l'évolution peut être rapide et se faire par pous-
sées successives. Puis commence la deuxième période qui
est caractérisée par la fonte des produits tuberculeux. De
dure qu'elle était, la tumeur devient molle et des varico-
sités se dessinent à la surface de la peau. La durée de cette
période est quelquefois longue : ce n'est qu'au bout d'un
certain temps que la peau amincie se laisse envahir. Dans
d'autres cas, au contraire, il se fait une poussée aiguë : la
peau devient violacée et adhérente et la douleur apparaît,
causée par la distension des tissus et l'inflammation. Si on
saisit alors la tumeur entre les doigts, l'exploration est douloureuse ; sa surface se bombe et l'on perçoit une tension
particulière, une élasticité spéciale qui dénotent la présence
d'un liquide dans une poche.

La transformation est faite ; la gomme tuberculeuse est devenue l'abcès froid.

Bientôt la peau qui recouvre l'abcès devient luisante, s'enflamme et livre passage au pus par un ou plusieurs pertuis. Ces orifices, d'abord séparés par des ponts, se dilatent et se confondent, et l'on a une solution de continuité d'étendue variable, à bords violacés ou déchiquetés, à fond grisâtre.

Le pus qui s'écoule n'est pas un pus homogène et bien lié comme celui des abcès phlegmoneux ; c'est un liquide visqueux, demi transparent, grisâtre, au milieu duquel nagent des grumeaux blancs, caséeux. Il s'altère très vite et répand alors une odeur infecte.

Cet abcès froid du tissu cellulaire suit ici dans son évolution la même marche que les abcès de même nature des autres régions. Il peut persister un temps plus ou moins long et prendre l'aspect d'une plaie atone. Cependant sous l'influence d'un traitement approprié, parfois spontanément, la plaie devient rouge, les produits tuberculeux s'éliminent, les bourgeons charnus s'organisent, les bords se recollent et une cicatrice, souvent déprimée, indélébile, marque le sceau de la tuberculose.

À la période de suppuration la tumeur devient adhérente au muscle sous-jacent. C'est qu'il s'est fait, comme nous l'avons montré, un envahissement de la gaîne musculaire et l'on s'en rendra facilement compte en faisant contracter ce muscle, le grand pectoral par exemple.

Si l'abcès siège au niveau d'une côte, on peut, après l'incision, sentir avec le doigt une induration du périoste. Il s'est produit une véritable périostite externe, par propagation de même que la myosite. C'est une lésion secondaire du périoste.

Dans certains cas, à la suite de persistance des fistules, les lymphatiques peuvent être envahis. Ils iront alors porter sous les côtes un abcès primitivement situé dans le tissu cellulaire et cet abcès superficiel se transformera en abcès profond, abcès sous-costal. Nous aurons à y revenir en traitant des abcès osseux.

Cependant nous devons signaler ici deux variétés d'abcès. Les uns, assez fréquents, sont les abcès sous-mammaires; les autres rares, sont des adénites par propagation aux ganglions, signalées dans la thèse de Sanchez Toledo, 1887.

Les abcès froids sous-mammaires entrent bien dans notre description, car ils se développent dans le tissu cellulaire situé en arrière de la glande mammaire. Ils avaient été bien vus par Velpeau qui disait que, dans ces cas, la phthisie pulmonaire est une source qu'il importe de ne pas oublier et dont il avait de nombreux exemples.

Comme les autres abcès froids ils ont peu de symptômes au début et les malades ne s'aperçoivent de leur présence que lorsqu'ils sont déjà assez développés.

Quand une collection s'est formée en arrière de la glande mammaire, qu'elle soit inflammatoire ou non, on voit cette glande soulevée en avant, sans altération de sa forme propre. On dirait, suivant la comparaison si souvent citée de Velpeau, que la mamelle repose sur une éponge. Mais la fluctuation elle-même est difficile à sentir: les doigts sont, en effet, séparés de la collection par toute l'épaisseur de la glande et d'autre part toute la masse de celle-ci oscille sur la nappe purulente. Pour sentir la fluctuation il faut placer une main à la périphérie de la glande et avec l'autre main repousser tout le sein en arrière. Le liquide refoulé fuit excentriquement et vient frapper la main qui l'attend à la base de l'organe.

Cet abcès suit la même marche que les autres abcès du tissu cellulaire.


### 2° *Abcès froids d'origine osseuse.*

Nous les diviserons au point de vue de l'étude en deux catégories : les abcès froids tenant à une lésion sternale ; les abcès froids costaux.

A. — Les abcès froids costaux seront divisés en abcès froids costaux proprement dits et abcès froids sous-costaux.

α). Abcès froids costaux.

Ils siègent le plus souvent à l'angle des côtes, ou au niveau de l'articulation chondro-costale et peuvent débuter par la face interne ou par la face externe de ces os.

S'ils débutent par la face externe, on constate sur la côte une petite tumeur dure, allongée dans le sens transversal, indolore même souvent quand on presse dessus. Elle est adhérente à l'os, immobile. Peu à peu elle grossit et devient fluctuante mais non pas dans toute son étendue car, généralement, à la périphérie on trouve un bourrelet plus dur. Elle grossit, se développe toujours et devient l'abcès ossifluent qui se présente ordinairement sous l'aspect suivant.

Sur les parties latérales du thorax, à l'endroit que nous avons indiqué, la peau qui a conservé sa coloration normale est soulevée par une tumeur allongée dans le sens transversal. Cette tumeur se développe, et la peau s'amincit, se couvre parfois de veines bleuâtres, puis rougit, s'enflamme, s'ulcère en un point qui devient l'orifice externe d'une fistule. Le pus étant du pus tuberculeux, nous n'insisterons pas sur sa description.

Appelé souvent à cette période fistulaire, le médecin n'a qu'à se demander s'il y a lésion osseuse. Un stylet introduit dans la plaie fait reconnaître le plus souvent, mais pas toujours cependant, un point osseux dénudé de son périoste. Cette exploration est quelquefois négative parce que l'abcès ossifluent a marché, suivant probablement dans sa marche le trajet lympathique, et que l'orifice est assez éloigné du point osseux, origine de la lésion, pour n'être pas atteint par le stylet. Mais, après l'incision de la paroi, celui-ci n'échappera pas à l'observateur qui trouvera alors la poche ordinaire des produits tuberculeux, la côte dénudée et, souvent, de nombreuses fongosités s'enfonçant, à travers l'espace intercostal, entre les muscles, jusque sous la plèvre.

β). Abcès froids sous-costaux.

Le début de ces abcès est très insidieux. En effet, l'induration de la côte qui existait dans le cas précédent manque ici totalement. L'abcès sous-costal peut se développer et même atteindre un volume assez considérable sans que rien nous en avertisse. Quelquefois les malades accusent bien une légère douleur en ce point, soit spontanément, soit à la pression, mais ce symptôme est insuffisant et d'ailleurs fait souvent défaut. Plusieurs malades, en effet, racontent que c'est à la suite d'un accès de toux qu'ils ont vu apparaître sur les côtés du thorax une tumeur molle et fluctuante : c'est l'abcès assifluent qui vient tout d'un coup de se traduire à l'extérieur.

Le plus souvent c'est lentement que se fait l'extension de ces abcès devant lesquels deux voies se présentent : la voie profonde, ils peuvent former un abcès intra-pleural ou bien gagner les lymphatiques sternaux et s'y cantonner ; la voie superficielle, et ils suivent encore les vaisseaux lymphatiques, les branches perforantes de la mammaire interne. Par là ils gagnent les couches superficielles, envahissent le tissu cellulaire, détruisent les muscles, érodent les os, simulant la marche d'un abcès superficiel. Quand la communication entre les deux poches est large, on peut voir la tumeur augmenter de volume sous l'influence d'un effort de toux, diminuer au moment de l'inspiration ou se réduire à la pression. Mais ces cas sont les plus rares et l'apparence est ordinairement la même que celle des abcès superficiels précédemment décrits. C'est qu'en effet si, après l'incision de la poche, on examine la paroi, on constate non pas une large ouverture, mais une série de petites ouvertures, nombreuses, disséminées sur la paroi thoracique et remplies de fongosités. Un stylet introduit par un de ces orifices conduit le plus souvent sur un point dénudé de la face profonde de la côte ; mais, d'autres fois, il faut sonder plusieurs orifices et quelquefois même l'obliquité du trajet sera telle que la lésion osseuse est impossible à trouver, quoiqu'elle existe presque toujours, sauf de très rares cas de lymphangite tuberculeuse signalée par Sanchez Toledo.

B. — Abcès froids sternaux.

Ce genre d'abcès osseux débute presque toujours par la face profonde du sternum et par les deux premières pièces de cet os. Comme les abcès profonds du thorax, ils manquent de signes au début : une douleur, souvent légère, en est le seul symptôme.

Plus tard, à mesure qu'ils se développent, ils envahissent les lymphatiques et là trouvent un lieu d'élection dans la chaîne ganglionnaire que nous avons décrite, le long des vaisseaux mammaires internes. Si on se rappelle qué ces lymphatiques vont se jeter dans les ganglions qui accompagnent l'artère sous-clavière, qu'ils communiquent aussi avec les vaisseaux de la paroi thoracique, on pourra suivre la marche de ces abcès. Mais, aussi longtemps qu'ils restent cantonnés à la région profonde, il est, pour ainsi dire, impossible de les reconnaître : seuls, quelques phénomènes de compression joints à la sensation de douleur pourront mettre sur la voie. La lésion sternale pourra être considérable lorsqu'enfin l'abcès, par les lymphatiques latéraux perforants, viendra faire saillie sur les bords du sternum où il présente l'apparence et les symptômes des abcès froids ordinaires.

Il n'en est pas toujours ainsi et parfois on voit le sternum usé et la peau qui le recouvre est le siège d'une fistule qui conduit sur l'os dénudé. Mais de quelque façon que l'abcès se soit fait jour à l'extérieur, la lésion, comme le montre notre observation I, est souvent considérable et on trouve à l'autopsie toute la face postérieure du sternum rongée par la carie alors qu'elle paraissait, à la surface, devoir être saine.

Quel que soit l'abcès qu'on envisage, on voit qu'il suit dans son évolution deux voies : En premier lieu, il attaque les parties voisines ; ensuite il va au loin porté par les lymphatiques, déterminant des abcès à distance, des adénites, des pleurésies tuberculeuses.

Bonnaud                                                3

# ÉTIOLOGIE

Les abcès tuberculeux des parois thoraciques reconnaissent les mêmes causes que ceux des autres régions.

Ils s'observent à tous les âges et même, d'après M. Peyrot, la plupart des malades qui se sont présentés à l'hôpital Lariboisière avaient dépassé la trentaine, et il n'est pas rare de les constater chez des sujets plus âgés.

Le sexe n'a pas grande importance, cependant ils seraient plus fréquents dans le sexe masculin. L'homme, en effet, par ses exercices, ses travaux, est plus exposé aux intempéries, aux contusions qui peuvent déterminer au thorax comme ailleurs, chez un sujet prédisposé, un foyer tuberculeux.

Mais il n'y a qu'une cause, qu'une étiologie, celle de la tuberculose en général. M. Peyrot y ajoute la pleurésie, en faisant remarquer, d'ailleurs, que la pleurésie séreuse est presque toujours fonction de tuberculose. Abcès froid et pleurésie tuberculeuse peuvent se développer ensemble sans relations ; mais il est rationnel de penser avec M. Peyrot auquel nous empruntons ces lignes (*Traité de chirurgie*, p. 93), que la pleurite tuberculeuse peut se propager par voie lymphatique aux tissus voisins et en particulier aux arcs costaux. Ainsi s'expliqueraient les rapports constants mais mal interprêtés entre la toux (Ménière), la pleurésie (Leplat) et l'abcès froid thoracique.

Nous ferons remarquer aussi en terminant l'indépendance

fréquente de la tuberculose pulmonaire et de l'abcès froid. La plupart des sujets de nos observations n'ont pas présenté de lésions pulmonaires.

*Pronostic.* — Au début le pronostic n'est pas très grave ; car il s'agit, en somme, d'une lésion locale. Cependant on doit toujours se tenir sur la réserve en songeant à ces lésions osseuses, à ces inflammations ganglionnaires à distance qui peuvent former un abcès nouveau (Obs. VI), alors que le chirurgien croit avoir tout enlevé. Enfin l'état général, l'existence ou l'absence de manifestations tuberculeuses sur d'autres points de l'économie, exerceront la plus grande influence sur notre jugement. De plus, il ressort de ce que nous avons vu que les lésions sternales sont plus graves que les lésions costales.

*Diagnostic.* — Le diagnostic de la tuberculose des parois thoraciques est difficile au début, quand la lésion siège à la face interne des côtes ou du sternum ; facile, au contraire, quand elle siège dans le tissu cellulaire ou la face externe des os.

A la période d'abcès proprement dit, on évitera de confondre avec le kyste hydatique suppuré, lésion rare d'ailleurs, avec le lipome comme dans une observation que nous citons, avec l'abcès froid de la colonne vertébrale, et enfin avec l'anévrysme comme dans le cas de ce malade du professeur Richet chez lequel plusieurs médecins avaient diagnostiqué un anévrisme ayant perforé la cage thoracique.

Il serait important de pouvoir séparer nettement les abcès tenant à une lésion costale de ceux du tissu cellulaire, mais la certitude n'est jamais complète, d'autant plus que l'abcès est souvent déjà formé quand le médecin examine le malade.

*Traitement.* — Le traitement comprend les soins médicaux que nous laissons de côté et les procédés chirurgicaux. Ceux-ci se divisent en deux méthodes : les injections, les incisions.

Les injections les plus employées sont l'éther iodoformé et le naphtol camphré.

Nous avons vu ce procédé employé chez M. le D<sup>r</sup> Peyrot à Lariboisière.

L'abcès vidé au moyen d'un aspirateur, on remplit la cavité avec le naphtol camphré. La quantité de liquide injecté varie suivant la capacité de la poche qui ne doit pas être distendue.

Ce procédé donne bien quelques bons résultats, mais il n'est applicable qu'aux abcès froids du tissu cellulaire. Quand il y a lésion osseuse, et nous dirons même volontiers dans tous les cas, c'est à l'incision qu'il faut avoir recours. Elle doit être suivie d'un râclage soigneux de la cavité et d'une exploration minutieuse des côtes. Dès que l'on trouve un de ces orifices que nous avons signalé on devra, non pas enlever les fongosités à la curette, mais inciser la paroi à ce niveau jusqu'à ce qu'on arrive à ne plus trouver de fongosités. En procédant ainsi on arrive à découvrir une carie costale qui avait échappé à l'examen. Dans ce cas on réséquera la portion osseuse malade, puis, la poche de l'abcès étant enlevée en totalité, si on peut, on tentera la réunion immédiate.

## OBSERVATION I

*De M. Lefort. Bulletin et mémoires de la Société de chirur-*
*gie, 1885, p. 4243.*
*Résection des deux tiers inférieurs du sternum, sans ouver-*
*ture de la plèvre. Malade aliéné. Arrache les pièces du*
*pansement. Mort.*

Le 22 avril dernier, je reçus dans mon service à l'hôpital
Necker, un homme de 54 ans. Il était depuis 1872 atteint
de bronchite chronique, lorsqu'en 1879 il éprouva assez
brusquement une vive douleur dans l'articulation sterno-
claviculaire droite : tout mouvement du bras correspondant
était devenu impossible et la douleur était elle que le malade
fut obligé de garder le lit. Il se fit transporter à l'hôpital
Rothschild, où il séjourna 3 mois. Il n'en était sorti que
depuis 5 jours lorsqu'il constata un gonflement notable au
niveau de l'articulation sterno-claviculaire droite. Un abcès
se forma, s'ouvrit au bout de 15 jours, et le malade rentra
de nouveau à l'hôpital Rothschild où l'on fit dans cet abcès
des injections phéniquées.

Lorsqu'il sortit de cet établissement après 5 mois de séjour,
l'abcès suppurait encore ; mais il se ferma après deux ans et,
depuis 1881, il est resté guéri. Mais cet abcès n'était pas le
seul. Sept à huit mois après sa seconde sortie de l'hôpital, il
apparut un second abcès à la partie interne du deuxième
espace intercostal ; nouvelle entrée à l'hôpital ; incision, drainage de l'abcès, qui cette fois ne se ferma pas et qui existait
encore en 1885, lorsque le malade entra à Necker.

En 1882, troisième abcès à la partie interne du troisième espace intercostal gauche ; plus tard quatrième abcès près de l'extrémité inférieure du sternum.

En résumé, depuis 1881, le malade porte des abcès sur le côté et au-devant du sternum ; il a presque toujours séjourné à l'hôpital Rothschild, sauf en 1884 où il est resté quelque temps à la Charité dans le service de M. Desprès. Cet homme est très amaigri, émacié, il paraît très découragé. La forme du thorax est absolument normale. Mais à la face antérieure de la poitrine on trouve l'orifice de nombreux abcès. Au-dessus de l'articulation sterno-claviculaire droite, on voit la cicatrice du premier abcès de 1879. Au-dessous un orifice de la largeur d'une pièce de 50 centimes existant au niveau du second espace intercostal contre le sternum ; plus bas, dans le troisième espace, un orifice un peu plus petit ; à la partie inférieure du sternum vers la ligne médiane deux plaies irrégulières, à bords déchiquetés, ne paraissant intéresser que la peau, décollée dans une certaine étendue ; enfin à gauche, contre le sternum, au niveau du premier espace intercostal, une plaie irrégulière, à bords épais et sanieux qui est l'orifice d'une fistule.

Plus bas, une seconde fistule au niveau du second espace intercostal. Les bords de ces plaies sont épais, bleuâtres, et de mauvais aspect. Toutes laissent suinter un pus jaunâtre, épais, mal lié, mais sans grumeaux.

A chaque inspiration le pus flue et reflue jusqu'au niveau des orifices ; mais, si le malade tourne ou fait un effort, une assez grande quantité de pus s'échappe de ces fistules, surtout de celle qui est au niveau du second espace intercostal, en faisant entendre une sorte de gargouillement. Il est évident que ces fistules aboutissent à une collection purulente assez vaste : en effet, on peut y injecter environ trente grammes de liquide. Je songe de suite à un abcès rétro-sternal. Mais je cherche à m'assurer qu'il ne s'agit pas d'une pleurésie purulente enkystée. La percussion et l'auscultation montrent qu'il n'y a pas d'épanchement dans la plèvre mais aussi qu'il n'y a aucun signe de tuberculisation pulmonaire.

L'examen avec le stylet prouve que le sternum est à nu au niveau des fistules et en courbant fortement le stylet, on peut l'introduire derrière le sternum et constater ainsi la dénudation de la face postérieure de cet os sur une assez large étendue. Le stylet ne pénètre pas du côté des plèvres. Le malade se refuse à manger et ne prend que difficilement un peu de bouillon. Son état de faiblesse augmentant peu à peu, il était évident que sans une intervention active la mort ne pouvait tarder. Cette intervention ne pouvait être que la résection du sternum dans sa presque totalité.

L'opération est proposée au malade qui l'accepte tout de suite avec un empressement peu ordinaire en pareille circonstance.

Le 30 avril. — Après avoir endormi le malade avec le chlorure de méthylène, je fis une incision transversale de la peau allant de la fistule du second espace à droite à la fistule du second espace à gauche, puis une incision verticale médiane allant jusqu'à la partie inférieure du corps du sternum et en bas une seconde incision transversale occupant toute la largeur du sternum. Je décollai avec la spatule tranchante les deux lambeaux latéraux quadrilatères, comprenant la peau et le périoste, mettant ainsi à nu la face antérieure du sternum.

Les fistules n'étaient pas assez larges pour me permettre d'y introduire une des branches d'une cisaille de Liston.

Je coupai alors avec la pointe des cisailles, grattant la surface de l'os, les deux tiers environ de l'épaisseur du sternum au niveau de la partie supérieure, puis engageant un ciseau dans la fente ainsi produite et faisant une pesée, je fis éclater l'os dans toute sa longueur. Cela fait, je sectionnai de chaque côté les deuxième et troisième cartilages costaux contre le sternum ; ce qui me permit de soulever cet os, de passer le doigt en arrière, de m'assurer du décollement du périoste, de le compléter au besoin, et de protéger le médiastin et le péricarde. Je sectionnai successivement les deuxième, troisième, quatrième, cinquième, sixième cartilages costaux de chaque côté, et pus, en soulevant l'os, plonger le regard en arrière de lui et je constatai par la vue et par le toucher que le périoste était tout à fait adhérent au niveau de la base de l'appendice xiphoïde. Je sectionnai l'os à ce niveau avec la cisaille de Liston.

Examinant alors la partie supérieure je vis qu'il restait encore une partie du sternum dont le périoste postérieur était détaché ; je le réséquai avec la triquoise et je vis avec plaisir que la partie intermédiaire aux deux clavicules était, comme je l'espérais, tout à fait saine.

La plaie produite par l'opération forme un parallélipipède régulier partant du premier espace et se terminant au cinquième. Les bords sont formés par les cartilages costaux et les muscles intercostaux. Le fond est constitué par une membrane épaisse non tomenteuse, qui recouvre sans interruption tous les organes du médiastin, et qui à sa partie inférieure est régulièrement soulevée par les battements du cœur.

Le fragment osseux enlevé mesure dix centimètres de longueur; sa face antérieure est saine, sa face profonde est cariée dans toute son étendue et à une certaine profondeur. Le pansement consiste en compresses de tarlatane trempées dans une solution de sublimé à 40 centigrammes par litre.

Lorsque le malade eut été réveillé depuis quelque temps et reporté dans la salle j'allai le voir et constatai qu'il respirait bien. Comme je le félicitais de s'être soumis à une opération qui s'était passée sans incidents et promettait une guérison si longtemps attendue il me manifesta son étonnement; car ayant été reporté dans son lit encore endormi, il ne se doutait pas que l'opération eût été faite et lorsqu'il en eut la certitude il se contenta de me dire ces mots auxquels je n'attachai pas d'importance : « Je n'ai pas de chance. »

Le lendemain, 1er mai, sauf la puissance de l'état de faiblesse, la situation est bonne, le pouls a 100, à peu près comme avant l'opération la température a 38°, 2. Mais j'apprends avec un étonnement facile à comprendre que dans la nuit le malade a deux fois enlevé son bandage, qu'il a cherché avec sa cuiller, à défaut de sa fourchette, puis avec ses ongles, à s'ouvrir le médiastin ; qu'il n'a accepté l'opération qu'avec l'espoir de ne pas sortir vivant de l'amphithéâtre et que dans cet espoir ou cette conviction, il avait écrit la veille à quelques amis de venir le lendemain de l'opération réclamer son corps. L'opération avait été pour lui un mode heureusement assez rare de suicide. Il continuait également à refuser toute nourriture. Je lui fis les observations qu'on peut faire en pareille circonstance et comme il ne paraissait guère touché de mes discours je prescrivis après la visite de lui donner des lavements de peptone dont il ne pouvait soupçonner l'effet.

La plaie a un assez bon aspect, malgré ce qui s'est passé la veille ; elle laisse suinter un liquide épais, rougeâtre. Le côté droit du thorax a conservé son aspect normal, et suit, mais avec peu d'amplitude, les mouvements de la respiration. Le côté gauche de la poitrine s'est affaissé, le bord de la plaie est à 2 cent. 5 au-dessous du bord correspondant du côté droit. Les côtes suivent les mouvements respiratoires avec plus d'amplitude qu'à droite ; car elles atteignent dans l'inspiration le niveau du côté droit. Les deux dernières sont soulevées par les contractions cardiaques et suivent les mouvements du cœur.

Le pansement est renouvelé, mais avec la précaution de faire de nombreux tours de bande entre-croisés ; cependant comme le personnel des infirmiers est insuffisant pour établir une surveillance continuelle, il parvient encore dans la journée à défaire son pansement. Il continue à refuser toute nourriture. Le soir la langue est sèche et il y a de l'agitation.

2 mai. — Le malade, laissé un instant sans surveillance malgré mes recommandations, est encore parvenu à déchirer son pansement et pendant presque toute la nuit, la plaie est restée à nu. Il y a peu de suppuration, la langue est sèche et la voix s'est affaiblie.

Je traite le malade comme aliéné, je place dans la plaie une compresse imbibée d'une solution au sublimé, puis je moule une large plaque de gutta-percha sur toute la partie antérieure du thorax. Je la maintiens avec des bandes que j'imbibe de silicate de potasse et pour plus de sûreté je fais attacher les mains du malade. Il refuse encore toute nourriture. Alors, j'introduis par les fosses nasales une soude œsophagienne au moyen de laquelle j'injecte dans l'estomac quatre jaunes d'œuf, un demi-litre de lait, 60 grammes de rhum. Une demi-heure après le malade s'assoupit. Malheureusement l'alimentation forcée était employée trop tard. Je n'avais appris que la veille les motifs d'abstinence que j'avais crue partielle et due au manque d'appétit, tandis qu'elle était absolue et volontaire. Malgré le bon résultat momentané de l'ingestion forcée des aliments le malade s'éteignit sans agonie à 3 heures de l'après-midi.

L'autopsie permit de voir qu'une barrière très résistante formée par le périoste et la lame fibreuse protégeait efficacement le médiastin. Les poumons étaient un peu congestionnés à leur base mais sains dans tout le reste de leur étendue.

Aucune inflammation du côté du péricarde. Toutefois nous trouvâmes à gauche une lésion qu'on n'avait pas soupçonnée et qui aurait exigé une résection plus étendue ou complémentaire.

Vers l'angle supérieur de la plaie, à gauche, existait un tout petit orifice aboutissant dans une poche formée par la face postérieure des deux côtés, à leur extrémité antérieure et la face externe de la plèvre, décollée et refoulée à ce niveau avec le périoste costal. La face postérieure des côtes en rapport avec le foyer purulent était avariée et aurait demandé à être réséquée.

## OBSERVATION II

*D' Rizzoli (Bulletin de la scienze mediche de Bolognu,*
*1876).*
*Carie nécrotique du sternum. Extirpation de cet os avec*
*quelques cartilages costaux. Reproduction et guérison.*

M<sup>me</sup> Anna G..., d'une constitution délicate, en 1848, c'est-
à-dire vers l'âge de 17 ans, reçut en pleine poitrine un
coup de bâton. Il s'ensuivit bientôt une inflammation du sternum et des côtes qui donna lieu à un abcès par congestion
qui vint s'ouvrir de lui-même près du mamelon du sein gauche, donnant ainsi passage à une très grande quantité de
pus de mauvaise nature. A cette époque M<sup>me</sup> G... fut traitée
par l'huile de foie de morue à l'intérieur et à l'extérieur, par
la médication ordinaire de ces abcès.

Le 3 mai 1851, je la vis pour la première fois, et après
avoir exploré le trajet fistuleux j'arrivai sur la côte, elle-
même atteinte de nécrose sur une étendue de 4 centimètres.
L'état dans lequel je trouvai la malade m'amena à lui con-
seiller pour le moment le même traitement, c'est-à-dire huile
de foie de morue, pansements, etc... Quelque temps après,
je reçus de nouveau la même dame qui me montra le séquestre de la côte que j'éliminai en agrandissant la fistule.

La plaie était fermée depuis quelques mois, quand apparut
une nouvelle inflammation comprenant le sternum tout entier
et s'étendant jusqu'aux cartilages costaux adjacents. Bientôt
une tumeur se forme et vient se faire jour par un orifice au
niveau de la poignée du sternum et par un second orifice en

bas tout près du cartilage xiphoïde, d'où s'écoulait une très grande quantité de pus.

L'écoulement s'étant un peu tari, la malade arriva jusqu'au commencement de l'année 1860. Mais à cette époque, le mal redoubla, le pus devint tellement abondant que la malade ne pouvait rester couchée, obligée qu'elle était de passer les nuits et le jour sur son lit, pour pouvoir respirer. Une toux pénible et quinteuse faisait jaillir à chaque instant de ses fistules sternales et costales une grande quantité de pus. Une fièvre avec exacerbation vespérale ne tarda pas à miner ses forces et à la conduire aux portes du tombeau. C'est dans cet état que je fus appelé à la voir et à la guérir.

Pour bien établir quels étaient mes moyens d'action devant une pareille situation, il est nécessaire de bien retracer l'état dans lequel je trouvais le sternum et les côtes adjacentes. Ayant introduit un stylet dans un des trajets fistuleux existant au niveau du manche du sternum je pus pénétrer en plusieurs endroits et arriver jusque sur la substance osseuse même, que je sentis raréfiée, friable, et en grande partie nécrosée. A la partie antérieure le manche du sternum était privé de son périoste, bien plus, une séparation divisait cette partie nécrosée à tel point qu'on pouvait lui imprimer quelques mouvements. J'introduisis alors de la même façon mon stylet dans l'ouverture inférieure, au voisinage de l'appendice xiphoïde afin de m'assurer dans quel état se trouvait cette extrémité. Je trouvai également un os raréfié, friable, rugueux et en plusieurs points privé de périoste. Et comme l'os ne pouvait tout entier être remué avec la sonde, il était raisonnable de penser qu'il n'était pas complètement isolé de son périoste et que la carie nécrotique dont il était affecté n'avait pas atteint une telle extension qu'une mort imminente fût à craindre.

Ceci établi, il me parut convenable de tenter la guérison de cette terrible affection par la résection du sternum et des cartilages costaux malades.

Pour mettre à découvert les parties du sternum que je désirais réséquer, j'introduisis une sonde cannelée par un des orifices occupant la peau de la partie supérieure un peu sur la gauche de la poignée du sternum, et rasant la face antérieure de cet os, je la fis ressortir par l'orifice qui se trouvait au niveau de l'appendice xiphoïde un peu à sa droite. Prenant alors un bistouri, je réunis par une incision longitudinale de 7 centimètres de long environ et dirigée de gauche à droite les deux ouvertures.

De l'extrémité de l'incision inférieure, je divisai également la peau sur le cartilage de la septième côte à droite et à gauche. Ces deux dernières incisions avaient chacune une longueur de 6 centimètres. Mon procédé opératoire affectait donc un T renversé dont les côtés inférieurs étaient incurvés et à convexité inférieure.

Commençant par l'incision longitudinale je détachai le périoste avec le râcleur, de façon à l'isoler presque entièrement de tout le corps du sternum. De cette façon, je découvris non seulement le sternum, mais encore les cartilages costaux et tout ce qui était atteint de carie nécrotique jusqu'à l'apophyse xiphoïde. Au niveau où la poignée du sternum s'articule avec le reste du corps, l'adhérence des deux os se trouvant rompue et le périoste ayant été auparavant récliné avec une spatule introduite dans le sillon qui séparait les deux extrémités, j'essayai de l'enlever en le soulevant,

mais je vis qu'il me fallait aussi détacher la clavicule, la partie sternale du muscle cleido-mastoïdien, les muscles sterno-
hyoïdiens et sterno-thyroïdiens et le périoste postérieur. Je
pus détacher également la première côte et la deuxième dont
le cartilage est à cheval sur la poignée et le corps du sternum. J'agrandis alors avec précaution l'incision supérieure
de façon à pouvoir saisir en toute sécurité et à extraire la
poignée nécrosée. Une spatule introduite par la brèche qui
séparait la poignée du sternum, et glissée au-dessous, me
permit de suivre sa face postérieure de façon à l'isoler de
ses attaches et du périoste.

Ceci fait, avec précaution, je pus à petits coups de ciseau,
le dégager et le libérer tout entier des attaches claviculaires,
sterno-mastoïdiennes, sterno-hyoïdiennes et sterno-thyroï-
diennes.

Par ce procédé, je pus extraire en entier la poignée et me
procurer ainsi non seulement du jour et des facilités pour
agir sur le reste du corps, mais encore examiner l'état du
cinquième cartilage costal. Les incisions perpendiculaires à
l'incision longitudinale me permirent d'isoler facilement et de
réséquer à une distance de 3 centimètres du sternum les cartilages costaux que j'enlevais à droite et à gauche avec l'ostéotome. Il me fut alors facile de saisir le corps du sternum,
de le détacher, de le retourner avec le doigt et de le séparer du périoste à petits coups de bistouri : périoste qui était
adhérent à l'os. Alors, avec l'ostéotome je rasai transversa-
lement le sternum au-dessus de l'appendice xiphoïde que je
trouvais sain : enlevant ainsi l'os presque tout entier avec
quelques cartilages costaux.

Cette section presque entière du sternum, à l'exception de

l'appendice, me permit de voir les battements du cœur et comme il s'écoulait un peu de sang de la partie supérieure, je fis une hémostase facile qui me permit d'affronter les lambeaux et d'instituer le pansement ordinaire des plaies.

Je ne pus obtenir la réunion par première intention ; mais quelques jours après, en soulevant les lambeaux, on pouvait voir des granulations qui tendaient à combler la cavité suppurante.

Bientôt après on pouvait voir quelques traînées osseuses se produire dans le périoste et bientôt remplir la cavité tout entière, reproduisant ainsi un nouveau sternum au niveau de l'os ancien et un cartilage à l'endroit où étaient autrefois les cartilages réséqués.

C'est ainsi que s'est faite cette remarquable production. La cicatrisation s'est accomplie avec tant de force que l'apophyse xiphoïde a été recourbée et attirée en avant au point qu'on en pouvait sentir la pointe sous la peau.

Le nouveau sternum présente à l'heure qu'il est quelque particularité. A l'endroit correspondant à la poignée du sternum où le périoste était entièrement détaché, l'os s'est reproduit en entier. Sa partie supérieure à la vérité est un peu inclinée de gauche à droite ; et à droite, la clavicule dans une étendue de 1 centimètre, est plus large que la clavicule correspondante qui est à son niveau ordinaire.

Mais à gauche l'étendue articulaire de cette clavicule est luxée et portée légèrement en avant, réunie seulement au sternum par sa partie postérieure, tandis qu'à droite elle s'articule sur une étendue égale à la moitié de son épaisseur.

Le corps de l'os du sternum est un peu moins épais qu'à l'ordinaire bien que partout il soit osseux.

La cicatrice longitudinale est un peu oblique de gauche à droite, ce qui s'explique par l'incision qui affectait cette forme ; les cicatrices latérales inférieures viennent se réunir à la première, formant ainsi un arc de cercle à concavité supérieure et adhérente aux cartilages costaux reproduits.

Le nouveau sternum, moins l'appendice xiphoïde, mesure 8 cent. 1/2, 5 appartiennent au manche, 3 1/2 au corps. La poignée mesure à sa base 5 centimètres dans la direction transversale et le corps du sternum 3 centimètres de largeur. Il n'est pas possible de retrouver le point de séparation qui existe normalement entre la poignée ; et le corps du sternum regénéré paraît être en somme plus court de 1 centimètre que l'ancien.

## OBSERVATION III

*De M. Daniel Molière. Gazette des hôpitaux, 1886, p. 488. Abcès ossifluent du sein. Résection du sternum. Régénération osseuse.*

« La malade que je présente aujourd'hui n'a pas d'antécédents morbides bien nets. Elle aurait éprouvé dix ans avant son entrée dans le service à la suite d'un effort, une douleur très vive au niveau de l'appendice xiphoïde. Cet accident qui l'effraya beaucoup n'eut aucune suite fâcheuse : pourtant deux ans plus tard elle vit se développer une petite tumeur au niveau du bord droit du sternum, tumeur qui disparut spontanément. A son entrée, elle portait au niveau du sein gauche une tumeur du volume d'une orange mandarine. Elle avait débuté il y a dix-huit mois ; elle était mobile, lisse, arrondie, rénitente. Il était facile de la limiter par la palpation et de se convaincre qu'il ne s'agissait pas d'un néoplasme développé aux dépens de la glande mammaire. Un pédicule très mince la reliait au squelette. Malgré les excellents antécédents de cette malade qui n'a jamais eu d'accidents strumeux, nous diagnostiquâmes un abcès froid ayant pour origine une côte ou le sternum. Cette tumeur avait absolument toutes les apparences d'une tumeur adénoïde. Aussi résolûmes-nous d'en pratiquer l'énucléation sans l'ouvrir, par la voie sous-mammaire.

« Les premiers temps de l'opération ont été absolument simples. L'énucléation de la tumeur n'a présenté aucune difficulté. Mais, arrivés sur son pédicule, nous avons vu qu'il se prolongeait à droite en passant en avant du sternum qu'il croisait perpendiculairement à son axe pour se perdre vers l'avant-dernier espace intercostal droit. A ce niveau le pédicule avait le volume d'une plume de perdrix. Mais en le sectionnant pour enlever la tumeur, je vis qu'il était tubulé. Un petit stylet introduit par cette tubulure pénétra derrière le sternum dans le médiastin.

A l'aide d'une gouge de sculpteur, j'enlevai un segment du sternum de deux centimètres de hauteur sur toute la largeur de l'os. Par cette résection fut mise à nu une cavité rétro-sternale.

La lésion osseuse qui avait donné naissance à l'abcès siégeait donc derrière le sternum à sa face postérieure. La plaie du sein a été réunie et nous avons essayé d'introduire un drain dans le médiastin. Mais il a été rapidement chassé par le choc de la pointe du cœur.

« La cicatrisation a été très rapide, quelques rares pansements ont suffi. Dans toute la région mammaire, il y a eu réunion immédiate : seul le point sternal est resté en retard de quelques jours ; mais aujourd'hui la réparation osseuse est complète et la malade quitte l'hôpital absolument guérie. »

## OBSERVATION IV

*(D'Ollier. Traité de la Régénération des os. 1807).*
*Carie du sternum avec séquestre vasculaire. — Ablation de toute l'épaisseur de l'os et résection des cartilages costaux. — Persistance de plusieurs trajets fistuleux. — Tubercules pulmonaires. — Mort trois ans après l'opération. — Reproduction de la partie enlevée et ossification des cartilages costaux.*

Louis Chabert, né à Saint-Sarlin (Isère), entre à l'Hôtel-Dieu de Lyon le 10 juin 1863, salle Saint-Louis. Ce jeune homme, d'un tempérament lymphatique, porte des traces d'une affection osseuse ancienne au niveau du maxillaire inférieur. Il y a un an une tuméfaction, d'abord indolente survint au niveau de la partie moyenne du sternum. Un abcès finit par s'ouvrir spontanément et le pus entraîna quelques parcelles osseuses.

Actuellement, il existe au devant du sternum une ulcération blafarde au fond de laquelle le sujet rencontre un os dénudé ou couvert de fongosités ; des trajets fistuleux pénètrent dans les articulations chondro-sternales, suppuration abondante ; toux fréquente occasionnant souvent de vives douleurs ; pas de tubercules appréciables aux sommets.

*Opération.* — Incision de 10 centimètres de haut en bas,

au niveau du sternum, passant par le milieu de la partie ulcérée. On écarte de chaque côté les lèvres de la plaie pour mettre l'os à nu : on détache le périoste sur les points où il est adhérent. On enlève ensuite un séquestre vasculaire rouge de 3 centimètres carrés, ne tenant au reste de l'os que par des bourgeons médullaires, excepté en haut où il n'était pas complètement détaché de la masse principale. Le reste de l'os se trouvant raréfié et fongueux, on l'enlève avec la gouge sur une étendue de 4 centimètres carrés. On enlève toute l'épaisseur de l'os là où l'altération l'a envahi complètement. On laisse seulement la table interne sur quelques points. Les articulations chondro-sternales étant en suppuration et les bouts de cartilages dénudés, faisant saillie dans le foyer, on les réséque avec des cisailles aussi loin que s'étend l'altération sur les cinquième et sixième côtes à droite. A la partie inférieure de l'os, on enlève une portion cariée de la dimension d'une pièce de un franc sous laquelle était un tissu épaissi, fibreux, qui recevait directement le choc du cœur.

Après cette opération le malade eut une légère amélioration ; mais bientôt de nouveaux abcès et trajets fistuleux se formèrent sur les côtes à droite et à gauche. Le pus avait de la tendance à fuser en bas le long de la paroi abdominale. Contre-ouvertures, drainages, repos horizontal. On fait même coucher le malade aussi longtemps que possible sur le ventre. Cette position fut très favorable à l'écoulement du pus et plusieurs fistules se cicatrisèrent.

Six mois après l'opération, il ne restait plus de fistules au niveau de la résection. On sentait déjà le sternum remplacé par une masse solide qui durcissait de jour en jour.

Le malade sort de l'Hôtel-Dieu en mars 1864, conservant

toujours quelques fistules. Il put reprendre son travail à la campagne, mais bientôt de nouveaux abcès se formèrent et en 1865 l'état général s'aggrava de jour en jour.

Il est venu mourir à l'Hôtel-Dieu le 23 avril 1866. A l'autopsie on trouva les poumons farcis de tubercules. Voici l'état de son sternum.

Vu par sa face antérieure, le sternum paraît complètement ossifié, bien que recouvert par des masses épaisses de tissu fibreux. On distingue les limites de la résection. On avait enlevé tout ce qui est au-dessous d'une ligne partant du point le plus élevé de la troisième articulation chondro-sternale droite, et se dirigeant en bas vers le milieu de la quatrième articulation à gauche.

C'est en examinant le sternum par sa face profonde, que l'on constate très bien la nature osseuse du tissu nouveau. Sur une longueur de 7 centimètres et sur une largeur de 35 millimètres au niveau de la troisième et de la quatrième côte le sternum est reconstitué. La surface est au niveau de la quatrième côte; il y a une dépression dans laquelle s'enfonce une masse de tissu fibreux ou incomplétement ossifié qui perfore l'os et vient s'étaler sur sa face antérieure. L'os nouveau se distingue de l'ancien à sa surface plus rugueuse, à sa couleur plus blanche, à sa compacité plus grande.

En bas, il est criblé par une multitude de trous vasculaires. Les cartilages des troisième, quatrième, cinquième, sixième côtes à droite sont ossifiés, en forme de tubes creux. On dirait que c'est le périchondre seul qui s'est ossifié autour du cartilage proprement dit, lequel aurait été peu à peu altéré et entraîné par la suppuration. La portion reproduite est plus épaisse dans les deux tiers gauches, principalement que la portion du corps qui n'a pas été enlevée.

La suppuration existait encore au niveau des sixième et septième côtes à droite et à gauche. Le foyer de résection ne suppurait plus, c'est de dessous les côtes asternales ou des dernières côtes sternales que partaient les fistules.

## OBSERVATION V

*(De M. Verneuil. Séance de la Société de chirurgie du 4 novembre 1874). Nécrose du sternum. Résection. Hémorrhagie de la mammaire interne.*

« En 1870, j'ai eu à traiter à l'hôpital Lariboisière un malade atteint de nécrose du sternum. L'ablation du séquestre faite avec toutes les précautions imaginables pour ne pas blesser l'artère mammaire interne ou l'une de ses branches fut cependant suivie d'une hémorrhagie très abondante que j'essayai vainement d'arrêter en bourrant la cavité à l'aide d'une éponge introduite de force. La difficulté, sinon l'impossibilité de rechercher et de lier les deux bouts d'une artère dans une cavité profonde tapissée de bourgeons fongueux et friables, la difficulté de lier l'artère mammaire à distance au-dessus et au-dessous du point lésé, le danger de la cautérisation au fer rouge ou du tamponnement forcé, avec ou sans agents styptiques au voisinage des cavités pleurale, péricardique et médiastine, m'engagèrent à chercher autre chose. Portant alors l'extrémité de l'index gauche sur le siège présumé de l'hémorrhagie, je réussis par tâtonnements à arrêter le sang par la pression digitale. Choisissant ensuite parmi les instruments que j'avais sous la main une simple pince à pansement à branches croisées, à mors demi-olivaires assez forts et à fermeture rendue permanente, j'en glissai doucement et aussi obliquement que possible les mors entr'ouverts au-dessus de la pulpe du doigt, et saisissant les parties molles sous-jacentes je rapprochai et fermai les branches. L'écoulement sanguin fut ainsi définitivement arrêté. La pince, fixée et laissée en place pendant quarante-huit heures, fut ensuite enlevée sans que l'hémorrhagie reparut. »

### OBSERVATION VI (personnelle).

*Recueillie dans le service de M. Peyrot.*

La nommée Louise R..., âgée de vingt ans, lingère, est entrée à l'hôpital de Lariboisière, salle Elisa-Roy, pour un abcès siégeant sous le sein gauche à la hauteur de la sixième côte.

Sa sœur est morte de tuberculose pulmonaire, elle-même n'a pas de lésions appréciables du côté du poumon.

Il y a six mois, elle ressentit du côté gauche une douleur vive gênant l'inspiration, survenue sans cause appréciable. L'abcès a débuté ou plutôt est apparu il y a environ deux mois ; quand la malade entre dans le service il a le volume d'un œuf de pigeon. Trois semaines après le début, il s'ouvre à l'extérieur par deux trajets fistuleux. Un stylet introduit par les orifices permet de reconnaître la côte sous-jacente dénudée et rugueuse.

Le 27 octobre 1891, on fait huit injections, chacune de deux gouttes d'une solution de chlorure de zinc au dixième.

Le 8 novembre, la palpation révèle la présence d'un deuxième foyer situé au-dessus du précédent ; le stylet n'indique pas qu'il y ait à ce niveau de lésions osseuses.

*Opération.* — 15 novembre. — On fait une première incision suivant la courbe inférieure du sein gauche, une deuxième passant au-dessous de l'orifice inférieur, circonscrivant toute la peau sur laquelle débouchent les deux trajets fistuleux. Cette portion de peau est réséquée; le sein est relevé en haut, et on arrive sur un foyer fongueux : deux côtes dénudées et nécrosées sont enlevées. Sous ces côtes, se trouve la partie la plus considérable de l'abcès qui est en communication avec la poche superficielle par une multitude de pertuis remplis de fongosités ; un de ces pertuis, qui se dirige près du sternum, est excisé.

La plèvre qui forme la paroi profonde de l'abcès sous-costal est parsemée de rugosités et d'infiltrations calcaires.

Ce premier foyer détruit, on s'adresse à l'abcès rétro-mammaire, qui présente absolument les mêmes lésions, pertuis nombreux remplis de fongosités, avec cette différence toutefois, que la côte n'est pas dénudée sur sa face externe, comme le montrait le stylet, mais qu'elle est érodée au niveau de son bord supérieur. Par les pertuis on pénètre dans une vaste poche située sous les quatrième et cinquième côtes. Ces côtes sont réséquées et les fongosités grattées à la curette tranchante.

Par un de ces orifices on pénètre dans une troisième poche. M. Peyrot opère avec la plus grande prudence car le cœur bat sous la main, et l'on constate qu'on se trouve dans un foyer tuberculeux situé entre les deux foyers de la plèvre. On voit, sous la plèvre viscérale, à la partie externe de la poche, s'avancer le poumon, pendant l'inspiration. En examinant ce foyer on constate un trajet s'avançant jusque sous le sternum : il est enlevé à la curette tranchante. Sur la plèvre viscérale, épaissie au niveau de l'abcès, existent quelques pertuis qui sont aussi ruginés.

Puis la plaie est touchée à la solution phéniquée à 20 pour 100 ; sutures après une seule ligature artérielle ; la poche est remplie de gaze iodoformée ; on laisse un orifice à la partie inférieure.

La guérison est complète le septième jour.

Deux mois après, cette jeune fille revient : un trajet fistuleux est apparu à l'angle externe de la plaie, des fongosités s'y sont développées.

Elle est opérée à nouveau dans le service de M. le professeur Le Fort. On suit la même ligne opératoire et on arrive sur des parois fongueuses avec de nombreux pertuis. Deux côtes sont dénudées. Il n'y a pas cependant de foyer profond. Cautérisation à l'acide phénique ; suture.

La réunion n'est pas parfaite et il reste à la portion moyenne un trajet fistuleux, fongueux, qui est, à différentes reprises, cautérisé au nitrate d'argent, et qui diminue de jour en jour.


## OBSERVATION VII (personnelle).

*Abcès froid du tissu cellulaire sous-cutané, recueillie dans le service de clinique de M. le professeur Le Fort.*


Le nommé Maurice C..., entre salle Michon, hôpital de la Pitié, porteur d'un abcès froid de la paroi thoracique.

Il a toujours eu une santé excellente, lorsqu'il y a trois mois il a eu une bronchite. A l'auscultation on trouve quelques petits râles sous-crépitants aux deux sommets.

Depuis cette époque il éprouve une douleur, du reste peu vive, au niveau de l'articulation des cartilages costaux avec les septième, huitième et neuvième côtes. Il y a un mois seulement que la tumeur s'est développée. Elle est molle, fluctuante, non douloureuse ; elle n'est modifiée ni par la toux, ni par la pression. La peau présente quelques varices. La septième côte est épaissie et douloureuse.

*Opération.* — Incision de la poche ; évacuation du pus ; grattage à la curette tranchante ; incision des parties constituantes de la poche.

Un pertuis rempli de fongosités conduit entre les deux muscles intercostauxséparés par des produits tuberculeux qui sont enlevés après qu'on a sectionné le muscle intercostal externe.

Il n'y a pas de côte dénudée.

Suture aux crins de Florence.

Au septième jour les fils sont enlevés : la réunion est parfaite, mais la poche ancienne est remplie de sérum qui est évacué. Compression.

Le malade sort complètement guéri au bout de huit jours. A la date du 26 mars il n'est pas revenu dans le service, ce qui permet de supposer que la guérison persiste.

Cette observation nous semble intéressante, en ce qu'elle montre un abcès froid du tissu cellulaire en train de se transformer en abcès sous-costal, en suivant le trajet lymphatique.

### OBSERVATION VIII (personnelle).

*Recueillie dans le service de M. Peyrot.*

Le nommé D... Eugène, âgé de 39 ans, reçut au niveau du mamelon un coup de couteau.

Il en résulta une plaie fistuleuse avec nécrose osseuse qui nécessita le grattage et la poche de la résection des cartilages costaux le 6 janvier 1891.

On constate à l'examen une plaie fistuleuse à bords douloureux, fongueux, d'où s'écoule un pus mal lié. Un stylet introduit par un orifice montre des décollements sous-cutanés.

La paroi est incisée à ce niveau, et on voit que les cartilages et les côtes sont altérés, recouverts de fongosités qui s'enfoncent à travers la paroi par des pertuis qui conduisent à leur face interne.

Les cinquième, sixième et septième cartilages costaux et la portion des côtes attenante sont réséqués. La plaie n'est pas suturée. Le pansement se compose de gaze imbibée de naphtol. Après un temps assez long, le malade sort complètement guéri.

Cette observation nous semble très intéressante, car il semble s'être fait là une inoculation tuberculeuse.

Cet homme, en effet, jusque-là s'était très bien porté ; il ne présentait aucun signe de tuberculose et n'avait pas d'antécédents héréditaires.

## OBSERVATION IX

*Recueillie dans le service de clinique de M. le professeur Le Fort, par M. Souligoux, interne du service.*

Le nommé H... Eugène, âgé de 16 ans, est entré salle Michon, pour une ostéite chronique du sternum.

Son père est mort à 37 ans, de cause inconnue. Tous ses autres parents sont bien portants. Lui-même s'est très bien porté jusqu'à l'année dernière où il a quitté la campagne pour venir habiter Paris. Il eut alors une bronchite qui n'a jamais guéri. Pas d'hémoptysies, pas d'amaigrissement.

Au mois de juillet 1891, apparaît à la région sternale à l'union de la première et de la deuxième pièce du sternum une petite tumeur molle, fluctuante, indolente, qui fut ouverte par un médecin. L'incision resta béante, livrant passage à un pus granuleux assez abondant.

A la fin d'octobre 1891, formation d'une nouvelle tumeur semblable à la première, mais située dans la région thoracique gauche à deux centimètres de la ligne médiane.

A la même époque le malade ressentit quelques douleurs dans la région malléolaire externe du côté droit, qui devint le siège d'un abcès froid également ouvert en ville.

A son entrée à l'hôpital, on constate un trajet fistuleux situé sur le bord gauche du sternum, au niveau du troisième espace, et immédiatement en dedans, une tumeur molle, fluctuante, de la grosseur d'une orange, ne communiquant pas avec le trajet fistuleux et ne diminuant pas par la pression.

Un stylet introduit dans le trajet pénètre facilement à travers l'espace intercostal et arrive sur le péricarde. Abandonné à lui-même, en effet, ce stylet présente de petits soubresauts isochromes aux pulsations cardiaques.

Du côté de la malléole on trouve une fistule avec des fongosités, mais on ne parvient pas sur un os dénudé.

L'opération est faite par M. Le Fort qui enlève la première pièce du sternum en partie à son union avec la deuxième. Mais il reste toujours un trajet fistuleux et la malade meurt le 5 mars 1892.

A l'autopsie on constate que le sternum est nécrosé dans sa région profonde sur presque toute sa hauteur, alors qu'en ne considérant que la face superficielle, la lésion semblait limitée. La portion restante de la première pièce du sternum est complètement nécrosée.

Les ganglions lymphatiques qui accompagnent la mammaire interne sont tous caséeux, ainsi que ceux de l'artère sous-clavière. Les ganglions bronchiques sont atteints. Les muscles intercostaux internes sont perforés par des traînées fongueuses.

Au niveau de l'articulation costo-vertébrale de la cinquième côte se trouve un énorme abcès qui, ouvert, montre la côte détruite en ce point sur une longueur de 4 centimètres. Enfin on constate une pleurésie fibrineuse, la plèvre est couverte de fausses membranes. Mais, fait extrêmement intéressant, il n'y a pas de lésions pulmonaires.

Ainsi donc on voit que cette lésion osseuse primitive a suivi dans son évolution, d'une façon absolue, la voie lymphatique.

## CONCLUSIONS

Les abcès froids de la région thoracique sont de deux ordres : les uns tiennent à une tuberculose du tissu cellulaire ; les autres, les plus fréquents, à une lésion osseuse.

La périostite externe, quand elle existe, n'est qu'une lésion de voisinage. Le point de départ de l'abcès costal est toujours l'os et non pas le périoste.

La propagation de l'abcès se fait par la voie lymphatique.

Le traitement doit être avant tout chirurgical : Il doit être radical : toutes les parties malades doivent être enlevées sous peine de récidive.

L'intervention est indiquée dès le début pour éviter l'extension de la tuberculose aux parties environnantes, ou son extension aux ganglions sternaux.

---

Vu par le Président de la thèse,
PETER

Vu par le Doyen,
BROUARDEL

Vu et permis d'imprimer,
Le Vice-Recteur de l'Académie de Paris,
GRÉARD

# INDEX BIBLIOGRAPHIQUE


**Tuffier**. — Des abcès froids de la paroi thoracique. Médiastinites tuberculeuses. Sem. méd. Paris, 1890.

**Lannelongue**. — Abcès froids et tuberculose osseuse.

**Sanchez Toledo**. — Adénites de l'aisselle consécutives à des lésions pleuro-pulmonaires. Th. 1886, Paris.

**Leplat**. — Abcès froids consécutifs à une pleurésie. Archives de médecine, 1855.

**Choué**. — Abcès froids thoraciques. Th. Paris, 1873.

**Duplay**. — Progrès médical, 1er juillet 1876.

**Ménière**. — Archives de médecine, 1829.

**Citerne**. — Abcès froids des parois du thorax. Th. Paris, 1884.

**Terrillon**. — Des abcès froids des parois thoraciques. Progrès médical, 31 janvier 1885.

**Nicaise**. — Des abcès froids du tissu cellulaire. Revue de chirurgie, juin 1885.

**Kirmisson**. — Volumineux abcès prœsternal d'origine lymphangitique (Sem. méd., 16 décembre 1885).


---

Imprimerie de l'Ouest, A. Nézan, Mayenne

175

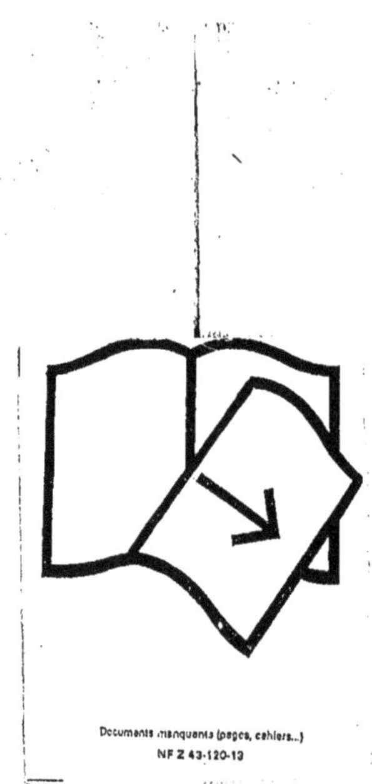

Documents manquants (pages, cahiers...)
NF Z 43-120-13

www.ingramcontent.com/pod-product-compliance
Ingram Content Group UK Ltd.
Pitfield, Milton Keynes, MK11 3LW, UK
UKHW021705130726
13696UKWH00004B/1654